DU NERVOSISME

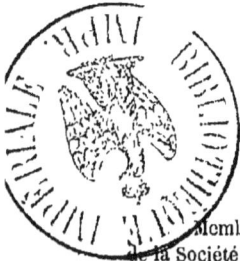

PAR LE DOCTEUR

Télèphe P. DESMARTIS,

(DE BORDEAUX),

Membre correspondant de la Société Médico-Psychologique de Paris,
de la Société Entomologique de France, de l'Académie des Belles-Lettres, Sciences
et Arts de La Rochelle, de la Société de Médecine et de Chirurgie pratiques
de Montpellier, de la Société médicale de Norwège;
Ancien Vice-Président de la Société Médicale de la Gironde,
ex-Secrétaire de la Société Linnéenne de Bordeaux, Médecin-Oculiste du Bureau
de Bienfaisance de cette ville,
Membre honoraire de la Société Médicale et Chirurgicale de New-York,
Membre de la Société d'Hydrologie médicale,
Collaborateur du Journal de Paris :
L'Abeille Médicale.

BORDEAUX,

TYP. Ve JUSTIN DUPUY ET COMP., RUE GOUVION, 20.

1859.

A Monsieur le Docteur

DUMONT DE MONTEUX.

Je prends la liberté de vous adresser à titre d'hommage les quelques lignes que je viens d'écrire sur une question que vous avez traitée d'une manière si distinguée.

Les affections du système émotif ne pouvaient être niées ; mais elles étaient méconnues, et parce qu'elles échappaient à l'analyse on feignait de ne les point voir. Il vous a répugné de suivre cette ligne conventionnelle ; et vous avez constaté l'influence du principe vital sur l'agrégat matériel ; vous avez demandé hautement la raison de ces troubles, sans cause nommée, qui ravagent les plus belles organisations.

C'est là, Monsieur, une tentative heureuse et hardie à laquelle de puissants esprits se sont associés en vulgarisant votre théorie, en la classant et en essayant de la soumettre aux lois de la thérapeutique.

Je reconnais, Monsieur, que je dois beaucoup à ce que vous avez écrit sur cette question, et viens vous apporter ici le tribut de la sincère et respectueuse reconnaissance avec laquelle j'ai l'honneur d'être votre bien dévoué confrère.

Dr Télèphe P. DESMARTIS.

DU NERVOSISME

par

Le Docteur Téléphe P. DESMARTIS,

(DE BORDEAUX).

I.

Le Nervosisme est une affection qui a été récemment différenciée des autres maladies. Sa fréquence, à notre époque, a frappé les observateurs; mais il offre des nuances si délicates à saisir que peu d'auteurs en ont fait le sujet d'une étude spéciale. On le désignait sous les vagues appellations de fièvres nerveuses, troubles vaporeux, etc., etc.; et on ne définissait pas les rapprochements, les affinités que ce dérangement général de l'organisme a avec un grand nombre de maladies de même ordre, telles que : l'hypocondrie, l'hystérie, les gastralgies et les gastro-entérites *chroniques,* les névroses du cœur, le ténia, tous les helmintes : en un mot, toutes les maladies dites de langueur.

On rangeait encore dans ce cadre élastique, ces altérations métastatiques larvées, ces maladies du système émotif qui, par récidives fréquentes, troublent la circulation du sang ou oblitèrent la raison.

Cependant avec cet immense développement de la vie

intellectuelle de notre siècle, qui a pour cortége un accroissement proportionnel dans les maladies qui dérivent des préoccupations morales, le Nervosisme a pris un caractère particulier qu'il n'est pas permis de méconnaître. Le savant Bouchut a appliqué sa prodigieuse intelligence à définir cette affection de plus en plus envahissante, et il y a merveilleusement réussi.

Le Nervosisme est une névrose générale qui agit d'une manière continue et à intervalles précis ou irréguliers.

Dans cet état le malade a conscience de l'aberration de son esprit et s'ingénie à trouver en lui les symptômes des maladies qu'il appréhende le plus ou dont la vue l'a le plus impressionné.

Pour le vulgaire, ce sont les malades imaginaires; c'est souvent l'opposé du *tœdium vitæ*.

Les natures les moins prédisposées à telle ou telle affection en ont réellement éprouvé les souffrances les plus caractéristiques sans qu'on pût en apprécier chez elles le moindre vestige. C'est ainsi que les esprits les plus sains ont été conduits à éprouver des accès de folie réelle, sous l'obsession de la crainte de perdre la raison.

Ce qui étonne le plus l'observateur, c'est que nulle manifestation morbide ne trahit ce genre de maladie dont le sujet se plaint, dont effectivement il souffre et meurt parfois ; ici l'esprit tyrannise le corps, le subjugue et le détruit. Disons-le toutefois, s'il est une perturbation physique apparente, elle est dans la circulation du sang.

Le Nervosisme est essentiellement la maladie des temps modernes. C'est la conséquence d'une civilisation avancée. Il est particulier aux classes élevées de la société; et, quelles qu'en soient les circonstances occasionnelles, un de ses principaux caractères, parmi la diversité de tous ceux qu'il revêt, est une vague perturbation de l'esprit. C'est à ce titre qu'il rentre naturellement dans la question dont s'occupe, d'une manière plus directe, la Société Médico-Psychologique (1) à qui nous prenons la liberté de présenter cette étude.

II.

ÉTIOLOGIE.

Le Nervosisme dériverait de trois genres de causes principales : il serait élémentairement amené par l'appauvrissement du sang, comme dans l'anémie, la chlorose, l'aménorrhée essentielle, et toutes les affections où il y a des mouvements, des bruits irréguliers cardiaques ou artériels.

C'est là, la théorie matérielle de cette affection. C'est la plus contestable; celle qui s'appuie sur le moins d'observations; et en tout état de cause, la plus superficielle.

Toutefois dans cet ordre d'idées, nous ajoutons, de notre chef particulier, le deuxième des trois principes énoncés, en déclarant que le Nervosisme peut résulter de métastases, de repercussions, de transformations d'une

---

(1) C'est à l'occasion de ce travail que l'éminente société, dont il s'agit, a daigné nous faire l'insigne honneur de nous accueillir parmi ses membres.

infinité de maladies, telles que les névralgies ancien-
nes, surtout les névroses du cœur; les rhumatismes
chroniques et les états morbides protéens des maladies
non soignées ou mal guéries : telles que la syphilis et
les affections herpétiques; le tœnia, dont les effets revè-
tent des formes si diverses et souvent d'une ressem-
blance extrême avec le Nervosisme; puis les helmintes;
quelquefois même certains infusoires intestinaux lorsqu'ils sont nombreux, etc.

Enfin la troisième cause, celle qui paraît dominante,
prend sa source dans un ordre psychologique. L'esprit agit sur le principe vital et le modifie d'une manière
funeste : les déceptions violentes, les longs chagrins, les
ambitions déçues, les grands travaux de l'esprit ont parfois cette triste issue.

Qui dit que Pascal n'était pas un homme nervosé? Il
nous serait facile de multiplier les citations, en prenant
les noms les plus glorieux dans les arts, dans les sciences, dans les lettres, etc., etc.; mais nous nous contente-
rons de mentionner ici l'organisation intellectuelle la plus
droite, la plus mathématique qui ait existé.

La chasteté outrée, témoin les couvents de femmes,
où le Nervosisme, auxiliaire de l'hystérie, fait de si grands
ravages.

La folie des cloîtres ne nous semble autre chose que
du Nervosisme; il enfante les fanatiques, les illuminés,
les mystiques.

Les convulsionnaires du diacre Paris ne s'expliquent
pas autrement.

La plupart des nervosés sont des natures d'élite, peut-
être mal équilibrées, au point de vue psychologique ou

matériel. Le vulgaire dit d'elles : la lame use le four-
reau.

Chez les femmes, celles qui sont victimes du Nervosisme, sont en général douées au plus haut degré d'une
imagination vive, d'un esprit pénétrant. Chez celles-là
les facultés aimantes dominent. Ces qualités sont le plus
souvent unies à une organisation physique, délicate et
facilement impressionnable.

Chez les hommes enclins à cette maladie se trouvent
les facultés prédisposantes que nous venons d'énumé-
rer ; il est la conséquence des excès où la violence de
leur organisation les a entraînés.

On conçoit, dès-lors, le rôle puissant que joue, dans ce
genre de maladie, la pensée et l'imagination concentrées
sur un seul point, lorsque surtout, comme concordance,
se rencontre un état de réceptivité favorable.

III.

Cette maladie a des manifestations diverses et mobiles
à l'excès. Toutefois elle revêt un cachet qui la caractérise,
quelque contradictoires que puissent être les symptômes.

Elle est aigue ou chronique. Ses débuts sont parfois
violents, ils procèdent par troubles profonds dans le système nerveux, ou dans l'appareil circulaire ; des sem-
blants de fièvre cérébrale, des sensations hallucinées qui
pourraient faire croire à des atteintes d'aliénation men-
tale réelle, si le malade n'avait pas conscience de ses
appréciations excentriques.

Souvent aussi les commencements de ces maladies

sont pour ainsi dire latents et échappent à l'observation ; ils se développent progressivement : c'est de l'irritabilité vague, de l'impatience dans les plus légères douleurs, du malaise, de la tristesse, de la mélancolie, la crainte de tomber malade, une facilité surprenante à s'assimiler tous les maux dont le spectacle nous frappe. Dans cet état, l'excitation arrive à la fièvre, l'appétit se perd, une inquiétude permanente envahit le sujet, le sommeil s'emplit de songes, le travail de cabinet est difficile ; cependant les impressions intellectuelles sont vivement perçues, mais avec incohérence ; les sens subissent des troubles erratiques.

Alors l'état de Nervosisme est complet ; et, soit qu'il ait débuté par les accidents violents que nous avons signalés, soit qu'il ait suivi des phases successives et graduées, il survient des névralgies passagères, des gastralgies, des pyrosis ; la circulation se vicie de plus en plus ; et, par temps, le cœur et les artères sont intermittents ou plus précipités.

Ce symptôme, avec la chloro-anémie, est caractéristique du Nervosisme.

Les poumons souffrent vitalement d'abord, et peuvent finir par subir des désordres matériels ; aussi, les étouffements spasmodiques se remarquent-ils fréquemment.

Ces malades, que la science est encore si inhabile à guérir, éprouvent les plus cruelles douleurs, sous la double combinaison grossissante, presque à l'infini, des souffrances de l'esprit et de celles du corps. Ils sont réellement transportés dans un milieu où ils perçoivent des impressions indéfinissables.

Un des plus tristes caractères de cette étrange maladie,

c'est que l'habitude de souffrir ne produit pas la tolérance ; au contraire, la sensibilité, au lieu de s'émousser avec le temps, augmente d'acuité. Sous cette cacopathie du système nerveux, l'homme a changé de condition physiologique, le milieu dans lequel il vit lui est plus ou moins hétérogène. Les sensations perçues par des organes ainsi modifiés sont pour ainsi dire perverties ; de là une sorte de pica, de malacia dans leurs manifestations.

Mais n'est-ce pas une témérité de notre part que de chercher à donner une idée des phénomènes dolorants qui se produisent dans cette occasion?

Monsieur Dumont de Monteux a tout dit la-dessus avec une puissance et une délicatesse de style, une lucidité d'analyse qui dépassent tout ce que nous pourrions tenter sur ce sujet. Cet homme de cœur et de savoir vient de nous faire parvenir, avec la plus aimable obligeance, ce qu'il a écrit sur ce sujet, et nous sommes encore sous la vive impression que nous a causée cette attrayante lecture.

Mais revenons aux caractères essentiellement pathologiques du Nervosisme.

Le trouble des mouvements artériels, les étouffements spasmodiques, les névralgies erratiques que nous avons signalées accusent en général le point culminant de cette névropathie émotive.

Mais quelque grave que soit la situation, il est rare que le malade succombe sous sa seule influence. Toutefois l'épuisement organique qui en résulte crée une idiosyncrasie éminemment favorable à la survenance de maladies d'autre nature dont l'action est souvent décisive On a vu avec la guérison de la nouvelle maladie, la gué-

rison de l'ancienne. Lorsqu'il survient des épidémies,
les nervosés sont ordinairement les premières victimes.

IV

Lorsque nous nous sommes trouvé en présence d'une
semblable affection, la recherche de son origine a été
notre premier soin. Est-elle due à la métastase d'une
maladie aigue? Est-elle une transformation d'un état
morbide chronique? On le conçoit, le traitement varie
suivant l'occurence et ne saurait être indiqué dans cette
étude rapide; c'est une affaire de tact, d'intuition médicale, etc., etc. Nous croyons que souvent les obstacles à
vaincre pour amener la guérison ne sont pas insurmon-
tables.

Mais si c'est dans l'ordre moral qu'il faut en déduire
le principe, alors il importe de distinguer. Il résulte : 1°
d'une perte irréparable; 2° de chagrins et de peines dont
un état nouveau peut faire évanouir la cause; 3° d'une
surexcitation des organes de la pensée par suite d'excès
de travail; 4° d'un affaiblissement général produit par
l'abus des plaisirs, etc., etc. Alors la guérison est tantôt
facile, tantôt rebelle à tous efforts humains; mais ces cas
résultant de causes essentiellement vitales, offrent de bien
plus grandes difficultés que ceux qui dérivent de faits ma-
tériellement appréciables.

Les causes du Nervosisme étant nombreuses à l'infini,
le traitement doit varier de même. Ainsi, dans les cas où
se révèlent des hyperdynamics, il faudra des hyposté-
nisants, des anti-spasmodiques; dans ceux où se remar-

que l'adynamie, il importera au contraire d'employer des toniques. Il peut encore y avoir ataxodynamie, caractérisée par l'irrégularité dans les mouvements du cœur et les soubresauts des tendons, alors il faut agir selon la prédominance des accidents. Nous conseillerons, comme régulateur, le salicilite de potasse, qui agit en sens inverse de la digitale ; le haschisch est également applicable ; l'esculine est aussi employée avec succès.

Mais de quelque nature que soit la thérapeuthique à suivre, un traitement moral adopté aux causes supposées de la maladie, à la manière de penser et de sentir du sujet, doit être suivie concurremment. On comprend que sur ce point encore, tracer une marche à suivre est impossible ; au reste, c'est dans ce genre de maladie que presque tout est laissé à la sagacité individuelle du médecin.

ADNOTATIO

Par le Docteur DUMONT DE MONTEUX.

Le botaniste ne se borne pas à rechercher les plantes renommées par leur port et la richesse de leurs corolles ; sortant de l'aristocratie végétale, il descend dans les vallons boueux, il gravit les rochers arides afin d'inter-

roger les herbes les plus simples et les moins connues ;
s'il se comportait autrement, il serait un amateur de
jardin et rien de plus! Donc, venir à moi, quand il s'agit
de pathologie nerveuse, est un acte que n'a pas craint de
commettre Monsieur Desmartis. Je n'ai jamais vu ce savant et zélé confrère; mais quelques-unes de mes mini-
mes publications l'ayant persuadé que j'avais qualité
pour apprécier son travail, il a bien voulu me faire l'honneur de me le dédier, tout en me demandant d'y ajouter
une post-face.

Je me garderai de louanger ce mémoire; je ne le puis ;
seulement, je déclare accepter les propositions qu'il ren-
ferme sans qu'il soit permis de les commenter par rap-
port aux étroites limites que j'ai devant moi : le discours
ne devant pas être dépassé par l'épilogue.

Je remercie mon honorable correspondant — comme
je l'ai déjà fait, dans mon for intérieur — à l'égard de
M. Bouchut — pour avoir consacré une partie de ses mé-
ditations à l'important et difficile sujet du Nervosisme.

Ce sujet est méconnu de la majeure partie des méde-
cins; il est mis en dérision par les gens du monde; et il
résulte que les malheureux qui en sont la proie subissent, en supplément de leur martyre, la peine morale
qui accompagne tout jugement inéquitable. C'est ainsi
qu'on leur enlève le courage dans la lutte, qu'on les dé-
tourne de leur espérance, et que bien souvent on contri-
bue à la perte de leur raison!...

Témoins le Tasse, Salomon de Caus, Pascal, Denis
Papin, Fulton et tant d'autres... tant d'autres, mon Dieu!
qu'il serait impossible de citer, parce que leur nom,
étouffé par la douleur et par l'indifférence, a dû sombrer

avant de recevoir le coup de feu auquel ont droit les in-
telligences supérieures.

Je répéterai ici ce que j'ai dit bon nombre de fois :
C'est un non-sens scientifique que de laisser subsister le
mot *malade* accosté du mot *imaginaire*. Il y a parmi
les enfants, les conscrits, les réfractaires d'un labeur
contraint, des individus qui simulent la souffrance : ce
sont là des menteurs et non des malades. Qu'on se sou-
vienne la belle tirade du *Tartufe* relative à la fausse
piété, afin de l'appliquer au genre de fourberie que je
mets en cause. Si vous ne pouvez guérir, souvent même,
si vous ne pouvez soulager un nervosé par toutes les res-
sources contenues dans le Codex, du moins, ô mes
confrères ! détournez de son cœur l'injustice et l'injure ;
défendez-le, déversez sur lui le baume des joies intérieu-
res, sous peine de prévarication hippocratique !

Par malheur, l'habitacle dans lequel se produisent les
principaux désordres dont il est la victime est d'un cal-
caire impénétrable ; et, viendrait-on à bout de son opa-
cité, que l'œil ne pourrait surprendre les scènes poignan-
tes qui s'accomplissent dans les méandres sans nombre
de la pulpe cérébrale, et qui s'en vont fusant à travers les
ramifications de cette pulpe !

Par malheur encore, la théorie du médecin étant liée
en ce point à la théorie du philosophe, il en découle que
la pathologie nerveuse devient un sujet de disputes scho-
lastiques dans laquelle les idées préconçues de la spécu-
lation l'emportent sur le sens clinique ; on s'échauffe, on
discute, et la situation du patient est dominée par la
situation des amours-propres !

Que les hommes de bonne volonté médicale ne se rangent ni sous le drapeau des organiciens, ni sous celui des spiritualistes proprement dits ; car les opinions enrégimentées sous l'absolutisme de ces enseignes sont entachées d'erreur. C'est ce que m'ont appris l'expérience personnelle en matière de Névropathie et les constants loisirs que, forcément, j'ai donnés à la réflexion que cette matière engendre. Je ne suis pas de ceux qui pensent en courant... je suis de ceux, au contraire, qui ruminent et mâchent le côté scientifique des sensations : la fatalité m'en a donné le temps !...

Je terminerai ces quelques lignes par une profession de foi, afin de répondre à la question qui pourrait m'être adressée touchant *la Doctrine;* en effet, si je ne suis ni de Cos, ni de Cnide, d'où suis-je donc et quelle est ma cocarde ? Je suis tout simplement *Biologiste,* vu que cette dénomination comprend l'individualité vitale, tout à la fois dans ses ressorts et dans ses forces.

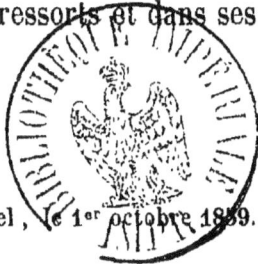

D. DE M.

Mont St Michel, le 1er octobre 1859.

www.ingramcontent.com/pod-product-compliance
Lightning Source LLC
Chambersburg PA
CBHW050419210326
41520CB00020B/6662